RÉPONSE

A LA BROCHURE

PORTANT POUR TITRE,

POUR LA DE'FENSE ET LA conservation des parties les plus essentielles à l'homme & à l'Etat.

Par JACQUES DARAN, Conseiller, Chirurgien ordinaire du Roi, servant par Quartier, & Maître en Chirurgie de Paris.

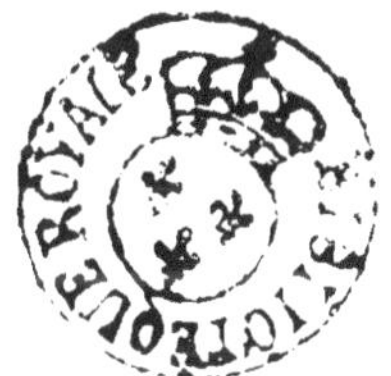

A PARIS,

De l'Imprimerie de GISSEY, rue de la vieille Bouclerie, à l'Arbre de Jessé.

M. DCC. L.

Avec Approbations & Permission.

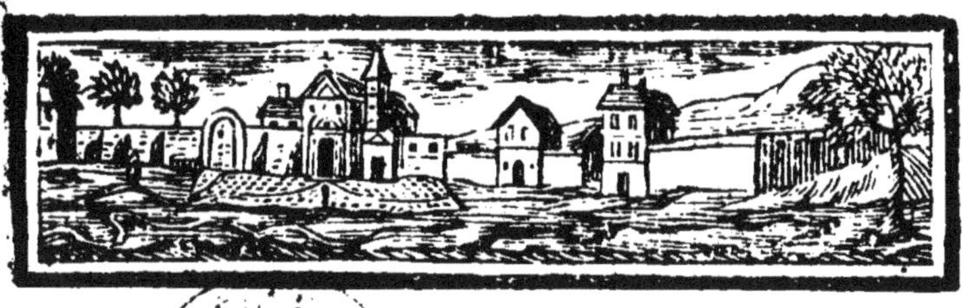

RÉPONSE
A LA BROCHURE

PORTANT POUR TITRE:

POUR LA DE'FENSE ET LA conservation des parties les plus essentielles à l'homme & à l'Etat.

Par J ACQUES D ARAN, Conseiller, Chirurgien ordinaire du Roi, servant par Quartier, & Maître en Chirurgie de Paris.

AMAIS surprise n'a été égale à la mienne, quand j'ai vu paroître sous le nom de M. Jean BAGET, Maître en Chirurgie, une Lettre au sujet de mes Observations Chirurgicales, ou pour mieux dire, un véritable Libelle diffamatoire, qui doit mériter, pour le moins,

A

autant son indignation que la mienne. Je suis persuadé que M. Baget n'en est point l'Auteur. *M. Baget*, comme on le dit avec justice dans le Libelle, *n'est point susceptible de jalousie de métier ; la fortune dans sa jeunesse ne lui a jamais fait désirer l'annéantissement de personne, & il ne commenceroit pas à son âge ; l'avidité du gain ne l'a jamais conduit ; il a, Dieu merci, de quoi vivre honnêtement.* Tous ceux qui le connoissent ont toujours rendu justice à sa probité, & à ses lumieres ; il n'a jamais passé dans le monde pour traiter les maladies de l'Uréthre ; il a toujours paru se borner au plaisir de donner à la Société des Chirurgiens habiles, en s'appliquant uniquement à des cours où ils sont sûrs de trouver les principes les plus purs & les plus lumineux de l'Art auquel ils se destinent. Ces avantages lui ont mérité la distinction dont il jouit dans la Compagnie ; ce n'est donc point à lui que je vais répondre, mais à un Auteur Anonyme qui se sert de son nom, & je suis persuadé que s'il n'a pas désavoué ce misérable Ouvrage, c'est qu'il n'est pas encore parvenu à sa connoissance.

C'est avec regret que j'emploie à relever de pareilles miseres un tems que je

(3)

donnerois beaucoup plus utilement aux
malades qui fe confient à mes foins :
mais l'honneur l'exige de moi auffi bien
que la confiance dont le publc m'hono-
re. Je vais donc répondre article par article aux principaux reproches que l'on
me fait dans le Libelle dont il s'agit.

Le premier eft que ma méthode n'eft
pas nouvelle

Il faut convenir que fi , par le mot de
méthode , l'on n'entend que l'introduction de bougies , il n'y a rien de moins
nouveau ; mais les remédes dont elles ti-
rent leur efficacité font des remedes de
mon invention , & l'application que j'en
fais aux différentes circonftances où fe
trouvent les malades m'appartient encore
en propre. De qui aurois-je appris à emploier des remédes que perfonne ne connoît ? Il me paroît donc qu'on ne peut
êtte plus autorifé que je le fuis à nommer nouvelle la méthode que j'emploie ;
c'eft donc très - mal-à-propos que l'on
m'enveloppe dans une fortie que l'on fait
fur les gens à fecrets ; comme fi tout
mon art fe reduifoit à emploier indiftinc-
tement dans toutes les circonftances un
reméde qui ne feroit convenable que
dans quelques-unes.

A ij

(4)

La vérité de cette proposition est si
certaine qu'il faut, je l'ose dire, donner
un démenti formel à toute l'Europe, si
l'on pretend la contester. Mes porte-
feuilles sont pleins de Lettres & de Certificats des plus habiles Médecins &
Chirurgiens de France qui attestent qu'a-
vant moi personne n'avoit trouvé de
moyen sûr de guérir radicalement les
suites des gonorrhées virulentes, suites
qui sont le plus souvent beaucoup plus
fâcheuses que la maladie qui leur a donné naissance, quoiqu'elle soit elle même
une des plus fâcheuses auxquelles la nature humaine soit exposée. Je n'insiste
pas sur cette preuve qui pourroit paroître suspecte au scandaleux Auteur du
Libelle en question, & je puis l'abandonner à l'injustice de sa censure, mais
soupçonnera-t il de partialité un grand
nombre de pareilles attestations qui
m'ont été données par les Médecins &
les Chirurgiens les plus illustres des Pays
étrangers, comme on peut l'apprendre
de M. le premier Médecin du Roi, à qui
je les ai communiquées ? Ce qui prouve
encore mieux la même vérité, c'est le
nombre de Chirurgiens qui sont venus
ici pour voir & apprendre de moi l'usage

de mes remédes , & qui les employent avec tout le succès possible dans le lieu de leur résidence. Si ces preuves ne suffisent pas encore, j'en pourrois alléguer d'autres tirées des sollicitations que m'ont faites plusieurs Têtes couronnées de venir m'établir dans leurs Etats, en m'offrant des conditions si avantageuses qu'il n'y a qu'un zéle des plus ardens pour le soulagement de mes concitoyens qui ait pu me garantir de succomber à la tentation. Au reste les Pays où l'on vouloit m'attirer ne sont point actuellement dépourvus de secours, & mes éleves m'y remplacent à la satisfaction des Monarques aux invitations de qui j'ai résisté.

On me reproche en second lieu qu'il n'y a aucun principe dans mon Recueil, & qu'au lieu de tenir la parole que j'avois donnée dans ma premiere édition de donner un Traité de la Gonorrhée, je me suis contenté de donner une foule d'Observations qui ne sont pas plus instructives pour les gens du métier que celles que j'avois rassemblées dans ma premiere édition.

Mais avois-je fixé le tems où je devois donner ce Traité de la Gonorrhée ? m'étois-je interdis la liberté de faire aucun autre ouvrage avant celui-la, & ne m'est-il pas permis d'emploïer mon tems au foulagement des malades qui se multiplient tous les jours chez moi par préférence à la composition d'un Traité, dont il est plus aisé de se passer, qu'il ne l'est de supporter les douleurs qui accompagnent ordinairement les maladies qui font mon occupation ? Au reste, le reproche qu'on me fait de n'avoir établi aucuns principes dans ma premiere édition seroit très-mal fondé par rapport à la seconde, puisque l'on trouve dans le Discours préliminaire une assez grande quantité de réfléxions de pratique dont les éleves en Chirurgie sont en état de tirer bon parti dans le traitement de la Gonorrhée.

Mais pour faire voir combien l'Auteur de la Lettre s'éloigne des régles du raisonnement, mon Recueil n'a, selon lui, aucun principe, & il me reproche l'ignorance parfaite de la structure de la partie sur laquelle j'opere ; comment juge-t il de cette ignorance, si je ne donne aucun point de doctrine ?

Le troisiéme reproche concerne les Certificats dont j'ai appuyé la vérité de mes Observations.

Pouvois-je donc mieux faire que d'appeller les Médecins & Chirurgiens pour être juges de mes opérations, & leur jugement doit il être suspect ? quoique François d'origine, par le long-tems que j'avois quitté la France, j'étois comme étranger dans ma patrie : je sçavois fort bien que je n'étois pas en droit d'exiger d'en être cru, en disant que j'avois des remédes pour guérir une maladie qu'on regardoit comme incurable. Dans ces circonstances voulant mettre ma conduite en évidence, le parti le plus sage que je crus devoir prendre fut de prier les Médecins & Chirurgiens d'assister à mes opérations sur les premiers malades que j'eus. Ils les virent suivies des plus heureux succès ; ils en rendirent témoignage. Deux ans après M. de la Péyronie, instruit des cures que je faisois à Marseille, ainsi que des malades de la premiere consideration, m'engagerent à venir à Paris. Je fis la même chose que j'avois fait à Marseille. Je priai les Médecins & Chirurgiens de Paris de voir mes malades pour constater leur état dès le commencement, & je les leur representai lorsqu'ils furent guéris ; j'en tirai des Certificats ; je crus devoir les rendre pu-

blics ; c'eſt dans ce deſſein que je com-
poſai le Livre qui a pour titre : *Obſerva-*
tions Chirurgicales ſur les maladies de l'U-
réthre, &c. Je n'oubliai rien de ce que la
prudence put me ſuggerer pour établir la
vérité des faits que j'avançois. Y a-t-il
rien dans cette conduite qui puiſſe attirer la critique de qui que ce ſoit ? peut-
on me faire un crime de ce qui mérite
des éloges ? s'inſcrire en faux contre
toutes ces preuves, ce ſeroit dire que
j'ai non – ſeulement trompé le Public ,
mais que des Médecins & des Chirurgiens
reſpectables par leur probité , & par leur
ſcience , ont été d'accord avec moi pour
m'aider dans cette tromperie ; je ne ſçau-
rois prêter de pareils ſentimens à M. Baget ; &, je le dis encore , ce n'eſt pas lui
que je reconnois pour Auteur de cette
Lettre.

On dit dans un autre endroit que ces
Certificats ſont l'ouvrage de la plupart
des Médecins & Chirurgiens des Provinces les plus éloignées de France.

Qu'importe qu'ils ſoient dans les Provinces éloignées , ne ſont-ils pas Médecins & Chirurgiens , & en état de juger?
Il eſt cependant faux que la plupart ſoit
des Provinces les plus éloignées ; le plus

(9)

grand nombre eſt de Paris , puiſqu'il n'y a que ſept Médecins de Province ſur vingt-trois de Paris , & trois Chirurgiens auſſi de Province ſur trente-huit de Paris , comme on le verra par la Liſte des Médecins & Chirurgiens , dont les Certificats ſont dans le Livre de mes Obſervations , laquelle Liſte eſt jointe à la fin de cette Brochure *.

L'Auteur avance de plus que ces Certificats ont été délivrés avec trop de précipitation.

Ce reproche tombe moins ſur moi que ſur ceux qui ont rendu juſtice aux vérités qu'on peut lire dans mon Ouvrage. Et ſur quoi eſt fondé le reproche de précipitation ? Conclura - t - on de ce qu'ils n'ont pas été donnés ſix mois plus tard que les accidens qui avoient engagé les malades à ſe mettre entre mes mains n'étoient point totalement diſſipés ? Il faudroit en ce cas attaquer la probité d'un grand nombre de perſonnes également reſpectées dans Paris, & dans le reſte du Roïaume.

<hr>

* *Nota.* Ceux qui ont vu de mes malades depuis l'impreſſion de mon Livre , qui ne pourroient refuſer le même témoignage ſi je les en priois , ſont à l'égard des Médecins , au nombre de douze , & à l'égard des Chirurgiens , au nombre de vingt-quatre.

A v

Il est vrai que, si les Certificats avoient
été délivrés six mois plus tard , ils auroient pu attester la guérison des malades , & même la continuité de cette guérison; mais il est aisé de réparer ce dé-
faut, si c'en est un ; toutes les personn-
nes qui sont interessées à sçavoir la vérité
contenue dans ces Certificats sont à portée de s'en instruire en parlant aux Médecins & Chirurgiens qui m'ont donné
leurs signatures , & je puis assurer d'a-
vance que toutes les informations que
l'on pourra faire tourneront à mon avantage. Pourquoi n'aurois-je pas été dans
ce Pays-ci aussi heureux qu'à Marseille ,
où mes malades ont été gueris , & gueris de maniere que leur maladie n'est plus
revenue , ainsi que l'atteste M. Bertrand
dans la Lettre qu'il a écrite à M. le premier Médecin , de laquelle le Critique
s'est bien gardé de parler , parce qu'il
sçavoit bien que ce trait ne prouveroit
pas pour lui , & feroit tomber tous ses
vains raisonnemens ? M. Chicoyneau ,
Médecin aussi éclairé que prudent dans
ses actions, non content de voir mes
cures particulieres, a voulu en sçavoir la
solidité. Mes premieres operations
avoient été faites à Marseille ; il y avoit

(11)

des malades gueris , non - feulement depuis fix mois , mais depuis trois années ;
il écrit à Marfeille pour fçavoir fi ces
perfonnes continuoient à fe bien porter;
& à qui écrit-il ? à M. Bertrand , Doïen
des Médecins de Marfeille, de qui la capacité & la probité ne peuvent être con-
teftées par perfonne. Qu'eft-ce que ré-
pond ce Docteur ? Voici fa Lettre.

*Lettre de M. Bertrand , Doïen des Méde-
cins de Marfeilie , à M. Chicoyneau,
premier Médecin du Roi.*

» Je m'acquitte , Monfieur , de la
» commiffion dont vous m'avez honoré
» avec d'autant plus de plaifir qu'elle
» me procure l'avantage d'entrer dans
» les vues que vous avez de favorifer les
» progrès de la Médecine , & de confta-
» ter l'efficacité d'une méthode de traiter
» les maladies de l'Uréthre , que l'on
» peut regarder comme nouvelle & fpé-
» cifique. Mais , avant que de vous en
» rendre compte , permettez , Monfieur,
» que je vous faffe mes excufes fur le re-
» tardement de ma réponfe. Pour me
» conformer à vos intentions, j'ai cru de-
» voir prendre ces informations moi-

A vj

» même, & dans une grande Ville on ne
» rencontre pas toujours les personnes
» à qui l'on a à parler. J'ai d'abord tâché
» de découvrir les malades que M. Da-
» ran avoit traités en cette Ville. J'en ai
» vu le plus grand nombre, & m'étant
» informé de leur état, ils m'ont tous
» assurés qu'ils sont parfaitement gueris;
» que depuis qu'ils ont été traités ils
» ont toujours uriné librement, & qu'ils
» n'ont plus été sujets à ces fâcheuses
» suppressions d'urine qui plus d'une
» fois les avoient réduits à la derniere
» extrémité. A l'égard de ceux que je
» soupçonnois se pouvoir faire une pei-
» ne de se déclarer à moi, je m'en suis
» informé par l'entremise de leur Méde-
» cin ordinaire, à qui il est à présumer
» qu'ils ne doivent rien cacher, ou par
» quelque ami digne de foi ; ils m'ont
» tous assurés que ces malades sont par-
» faitement gueris c'est-à-dire, que le
» cours des urines est libre, •& qu'ils
» n'ont plus été dans la crainte de les
» voir supprimées. Parmi ces malades il
» en est un qui date sa guerison de plus
» loin que les autres, & qui, après avoir
» épuisé tous les remedes que les plus ha-
» biles Médecins & Chirurgiens pou-

(13)

» voient lui avoir fuggerés, prit le parti
» d'aller joindre M. Daran à Naples, où
» il refidoit alors : il en revint parfaite-
» ment gueri. Une guerifon qui fe fou-
» tient depuis tant d'années femble nous
» promettre que celles qu'il a faites ici
» ne feront pas moins conftantes. Quel-
» ques-uns de ces malades qui en fuite de
» fuppreffions d'urine avoient des fiftu-
» les au périnée, ont été entierement
» gueris, & de la fiftule, & de la mala-
» die de l'Uréthre. J'ai vu moi-même M.
» Daran travailler fous mes yeux avec
» fuccès fur d'autres maladies chirurgi-
» cales. Flatté, Monfieur, par la con-
» fiance dont vous m'honorez, je m'efti-
» merois heureux fi je pouvois la mériter
» par quelque endroit, & encore plus
» parce qu'elle me fournit l'occafion de
» vous renouveller les affurances du pro-
» fond refpect avec lequel j'ai l'honneur
» d'être ,

» MONSIEUR,

» A Marfeille, ce   Votre très-humble &
» 22. Mai 1747.   très - obéiffant Ser-
                     viteur, BERTRAND.

On voit par cette Lettre que M. Bertrand n'a rien omis de ce qui pouvoit conftater la folidité des cures que j'avois faites ; qu'il a circonftancié tous les états du mal ; c'eft une grande préfomption en faveur de ceux que j'ai guéris à Paris, & dont les guérifons ont été certifiées par MM. Chicoyneau, Dumoulin, Falconet, Vernage, Boyer, Procope, Ferrein, & autres, & MM. les Maîtres en Chirurgie feu M. de la Peyronie, Malaval, Foudou, Morand, Foubert, Hevin, Guerin, Bagieu, &c. Me croit-il affez adroit pour avoir eu l'art de leur en impofer, & leur perfuader ce que j'avois envie qu'ils certifiaffent ? Et les croit-il affez dupes pour avoir donné dans les pieges que je leur aurois tendus?

S'il a affez peu de refpect pour tous ceux qui ont certifié, qu'il s'informe aux malades, ou, pour mieux faire, qu'il life leurs Lettres. Il y en a eu qui ont pouffé leur reconnoiffance jufqu'au point de fe nommer eux-mêmes, & de faire fçavoir à l'Univers entier le fervice effentiel que je leur ai rendu. Je ne citerai point de noms en l'air, comme l'Auteur, un Horloger, un Limonadier, des perfonnes notables de Geneve, mais des

(15)

perfonnes dont l'état eft connu, de qui
il eft aifé de ſçavoir ſi ce qu'ils ont dit
de leur guérifon eft vrai, & ſi elle ſe ſou-
tient toujours également.

Le premier eft M. Deshayes, Directeur des Fabriques de mouchoirs de Saumur. Il n'y a qu'à voir ce qu'il dit dans
ſa Lettre.

*Lettre écrite par M. Deshayes, Directeur
de la Manufacture Royale des Mouchoirs
à Saumur, à Meſſieurs M. . . . .
Chirurgiens d'Angers, au ſujet de la méthode de traiter les maladies de l'Uréthre,
par M. Daran, Chirurgien ordinaire
du Roi, ſervant par Quartier, extraite
du Mercure de France du mois de No-
vembre 1747.*

De Paris, le 15. Octobre 1747.

» J'ai eu l'honneur, Meſſieurs, de
» vous écrire une lettre du 10. Juillet
» dernier, par laquelle je vous faiſois
» part de ma guérifon, mais j'ai vou-
» lu attendre qu'elle fût parfaite pour
» vous en raconter mieux les merveilles.
» La part que vous avez priſe à mon
» trifte état me fait efpérer que vous
» voudrez bien me permettre de l'expo-

» fer encore à vos yeux , & que vous ap-
» prendrez avec plaifir que de mes maux
» paffés il ne m'en refte que le fouvenir,
» jouiffant à tous égards de la fanté la
» plus parfaite. C'eft ce que je ne fçau-
» rois me laffer d'admirer quand je con-
» fidere les accidens de ma maladie. Vous
» fçavez que l'année derniere au tems
» de Noël , je fus attaqué d'une diffi-
» culté d'uriner caufée par un embaras
» qui m'incommodoit depuis deux ou
» trois ans , mais qui jufques - là avoit
» été fupportable , lorfque le moment
» vint que voulant uriner , & ne le pou-
» vant point , je fis des efforts fi grands ,
» qu'ils me cauferent un gonflement
» confidérable à la racine du fcrotum
» où étoit l'obftacle. Les efforts firent
» épancher de l'urine dans cette grof-
» feur , ou gonflement , auquel il fe fit
» une ouvertture qui dans la fuite eft
» devenue fiftule. Ne fçachant dans tous
» ces malheurs à qui m'adreffer , votre
» réputation, & le bien que le Frere Cô-
» me Chirurgien des Feuillans de Paris ,
» notre ami, m'avoit dit de vous m'en-
» gagerent à vous prier de venir me fe-
» courir. Vous eutes la bonté de le faire
» avec tout le zéle & l'intelligence pof-

» fibles, & je dois vous rendre cette juf-
» tice que votre génie inventif vous fit
» épuiſer en ma faveur toutes les reſſour-
» ces ordinaires de l'art. Mais, malgré tous
» les ſoins que vous me rendîtes pen-
» dant un mois, il fallut laiſſer ſubſiſter
» la fiſtule & l'embaras du canal, avec
» une groſſeur & une dureté dans tout
» le trajet du ſcrotum. Ce mal affreux
» ne cedant à rien, voïant que vous
» étiez rebuté, & que mon mal empi-
» roit, puiſque j'étois obligé d'uriner
» juſqu'à ſoixante fois par nuit, goutte à
» goutte, & avec des douleurs inconceva-
» bles, l'urine paſſant par la fiſtule, je
» vous propoſai d'avoir une Conſulta-
» tion de Paris, & vous y conſentites
» avec plaiſir. Nous conſultâmes le cé-
» lébre M. Morand, qui, après avoir bien
» examiné votre expoſé, ne donna d'au-
» tres conſeils que d'avoir recours à M.
» Daran, dont les miracles en ce gen-
» re faiſoient beaucoup de bruit. L'im-
» poſſibilité de me tenir ni aſſis ni levé
» m'ôta tout d'un coup l'eſpoir de cette
» reſſource, ſur tout étant queſtion de
» me tranſporter à ſoixante lieues, &
» n'étant pas aſſez riche pour oſer pro-
» poſer à M. Daran un voïage que la

» grande foule de malades qu'il a à
» Paris n'auroit pû lui permettre. Alors
» je me déterminai d'écrire tout cela de
» concert avec vous à notre ami le Frère
» Côme qui me fit réponse qu'il étoit de
» même avis que M. Morand, & qu'il ne
» falloit pas m'allarmer sur les difficul-
» tés du transport. Dès ce moment je
» résolus le voïage, & je l'ai exécuté au
» mois de Mai suivant. Je me fis por-
» ter sur un lit par la riviere de Loire
» jusqu'à Orleans , & d'Orleans à Paris:
» Il fallut construire de même un lit sur
» les brancards d'une litiere : m'aïant
» même été impossible de faire usage de
» cette voiture, j'arrivai à Paris avec des
» peines qu'on ne peut exprimer. J'en-
» voïai prier le Frere Côme de me faire
» une visite , ce qu'il fit avec plaisir ; il
» me consola de son mieux en ranimant
» mes espérances. Nous fmes prier M.
» Daran de me venir voir. Dès qu'il fut
» arrivé , il me sonda avec sa bougie, ou
» sonde, comme l'appelle ce Chirur-
» gien , laquelle s'arréta avant la fistule
» qui étoit à la racine du scrotum. Mon
» état étoit alors bien plus déplorable
» que celui dans lequel vous m'aviez vû ;
» car , outre la fistule & la dureté que

(19)

» vous me connoissiez, il s'étoit formé
» autour de la tumeur deux abscès, &
» deux autres fistules, dont l'une se ter-
» minoit en cul de poule au bas du scro-
» tum. M. Daran, après son examen,
» m'assura décisivement qu'il me guéri-
» roit, mais qu'il falloit prendre un lo-
» gement chez lui, afin qu'il pût me voir
» aussi souvent qu'il le jugeroit nécessai-
» re. Il commença à me traiter le dix
» Juin en m'introduisant une bougie qui
» n'entroit d'abord que de trois doigts,
» & qui chaque jour avançoit un peu
» plus. Au bout de quatre jours j'ai uriné
» avec plus de facilité. Le cinquiéme on
» m'ouvrit la tumeur en cul de poule ; ce
» qui me soulagea beaucoup. On ap-
» pliqua ensuite un cataplâme maturatif
» sur la tumeur skirreuse. Elle fut
» ouverte, & rendit un verre plein de
» pus ; ce qui me procura un calme dont
» je n'avois pas joui depuis plus de trois
» mois. M. Daran fit lui-même ces deux
» opérations avec une dextérité admira-
» ble. Il continua en même tems l'usage
» de ses sondes, dont je supportois sans
» aucune douleur l'introduction & le sé-
» jour. Elles procurerent une suppura-
» tion extrêmement abondante, & au

» quinziéme jour elles pénétrerent juf-
» ques dans la veffie. Peu à peu les fif-
» tules fe guérirent ; un refte de dureté
» qui étoit dans le canal fe fondit, &
» les urines coulerent très - librement,
» en forte qu'au bout d'un mois je me
» promenois au Palais Roïal , & depuis
» ce tems j'ai vaqué à mes affaires.

» Il faut vous dire que M. Daran ,
» avant que de traiter fes malades , leur
» fait faire un expofé de leur maladie, &
» de tous les remédes qu'ils ont faits. Il
» fait enfuite conftater ce même état par
» la vifite d'un habile Médecin & d'un fa-
» meux Chirurgien , qui revifitent le
» même malade quand il eft guéri &
» conftatent la guérifon. Ce fut le célé-
» bre M. de Juffieu, Profeffeur de Bo-
» tanique au jardin Roïal , & M. Jallet
» habile Chirurgien de Paris , qui me vifi-
» terent , & qui ont donné leurs Certifi-
» cats de ma parfaite guérifon au bout
» de trois mois, mais do:t je goûtois les
» avantages depuis deux mois. Plufieurs
» autres Médecins & Chirurgiens en ont
» été témoins,& peuvent l'attefter de mê-
» me. Le Frere Côme a affifté exacte-
» ment aux panfemens , & me dit que de
» pareilles guérifons étoient inconnues.

» .avant M. Daran. Cependant, quoique
» je fuſſe bien mal, j'ai eu la ſatisfac-
» tion de lui en voir guérir de plus ma-
» lades que moi, & ſur-tout un qui avoit
» cinq fiſtules au périnée, à la racine du
» ſcrotum, & à qui les bougies ne pou-
» voient entrer que de deux travers de
» doigt. Je me propoſe de rendre cette
» lettre publique, afin que les malheu-
» reux comme moi, à qui le nom ni
» la réputation de M. Daran ne ſeroient
» pas encore parvenus, ſçachent qu'il y
» a un homme dans le monde qui peut
» les tirer de ce triſte état, dans lequel la
» mort eſt préférable à une vie ſi dou-
» loureuſe & ſi horrible qu'on ne peut
» ſe ſupporter ſoi-même ni les autres.
» Je puis dire avoir éprouvé l'un &
» l'autre : quelle recoœnnoiſſance ne dois-
» je pas à mon libérateur ?

    » J'ai l'honneur d être avec une par-
» faite eſtime, &c.

    Après la lecture de cette lettre, peut-
on douter de la guériſon ? peut-on accu-
ſer M. de Juſſieu, Docteur en Médecine
& M. Jallet Maître en Chirurgie, d'a-
voir donné trop légérement leurs Certificats ? Il y a deux ans que M. Deshayes eſt ſorti de chez moi, il eſt fa-

cile de s'informer à lui-même si sa guérison se soutient toujours également. Il
est actuellement à Paris.

Le second est M. Brisseaud, qui demeu-
re a l'entrée de la rue d'Orléans S. Honoré, chez M. Tartarin.

*Lettre écrite par M. Brisseaud de la Ville
d'Orbe, Canton de Berne & de Fribourg,
à M. Bourgeois, Docteur en Médecine
de la Ville d'Yverdun, Canton de Berne
en Suisse, au sujet de la méthode de M.
Daran, Chirurgien ordinaire du Roi,
pour traiter les maladies de l'Uréthre,
extraite du Mercure de France du mois
de Septembre 1749.*

» Monsieur , je vous ai promis en
» partant pour Paris de vous rendre
» compte du succès des remédes de M.
» Daran , entre les mains de qui je ve-
» nois me mettre. Je n'ai attendu si long-
» tems à m'acquitter de ma parole, que
» parce que je voulois être assuré de ma
» parfaite guérison , avant de vous en
» instruire.

» Quoique des accidens de la nature
» de ceux qui m'ont déterminé à faire ce
» voïage fassent des impressions qui ne
» s'effacent pas aisément, je vais, Mon-

» sieur, vous retracer en peu de mots la
» situation où je me trouvois lorsque
» j'arrivai à Paris. J'avois le périnée cri-
» blé de trois fistules, & deux à côté près
» du fondement, par lesquelles l'urine
» s'échappoit avec des douleurs inouïes.
» Je ne pouvois demeurer ni assis, ni
» couché, ni debout. La situation la
» plus commode que je pouvois trouver
» étoit de me mettre sur les genoux, en
» m'appuïant sur les mains, & , quoique
» j'eusse toujours eu recours aux person-
» nes les plus célébres de l'Art, je n'en
» avois retiré aucun soulagement.

» Cet affreux état, auquel je ne comp-
» tois trouver de ressources que dans la
» mort, dont les approches me parois-
» soient plus à desirer qu'à craindre, étoit
» la suite des embarras qui s'étoient for-
» més dans le canal de l'uréthre. Le fil
» de mes urines diminua sensiblement ;
» je ne les rendis plus sans ardeurs ; je
» fis alors beaucoup de remédes qui fu-
» rent infructueux ; je ne retirai pas un
» plus grand soulagement des bains de
» Plombiere, dont on me conseilla l'usa-
» ge. Ces différens remédes n'arrêterent
» point même le progrès du mal. Les
» embarras de l'Urétrhe augmenterent

» tellement qu'il fe forma au périnée,
» & à côté, des abfcès qui donnerent
» paffage à l'urine & au pus. On traita
» vainement ces nouveaux accidens par
» les remédes qui furent jugés les plus
» convenables. Je vous priai dans ces
» circonftances, Monfieur, de confulter
» à Paris les perfonnes qui ont le plus de
» réputation pour la guérifon des maux
» auxquels j'étois en proie. Un des plus
» célébres Médecins de cette Capitale, &
» qui eft fort en réputation pour les ma-
» ladies de la nature de la mienne , fut
» confulté : mais je trouvai qu'il valoit
» mieux mourir que de fuivre fon avis.
» C'étoit, comme vous vous en fouve-
» nez, Monfieur, de m'ouvrir toutes
» les parties affligées jufqu'à la veffie, &
» d'emporter avec les inftrumens tran-
» chans toutes les excroiffances qui fai-
» foient obftacle à la fortie de l'urine.

» Heureufement M. Daran, confulté
» en même tems , avoit donné une ré-
» ponfe plus favorable. Il marquoit que
» ma maladie lui étoit bien connue par
» le Mémoire que je lui en avois envoïé;
» qu'elle étoit de la nature de celles qu'il
» traite habituellement, & qu'il répon-
» doit de ma guérifon , fi je pouvois
» faire

» faire le voïage de Paris.

» Dès ce moment même, je me fis ac-
» commoder une berline garnie de mate-
» las, & soutenue de plusieurs ressorts
» pour rendre son mouvement plus sup-
» portable dans mon état, pendant une
» route aussi longue que celle que j'allois
» entreprendre. J'arrivai heureusement à
» Paris le quinzième Octobre 1747. &
» je fus descendre chez M. Davan, qui
» m'avoit fait préparer une chambre
» chez lui, afin d'être à portée de suivre
» l'effet de ses remédes avec la plus
» scrupuleuse exactitude.

» Comme il est dans l'usage de n'en-
» treprendre le traitement d'aucun mala-
» lade sans en avoir fait constater l'état
» par des gens de l'art, on fit une con-
» sultation où se trouverent M. Chomel,
» Médecin ordinaire du Roi, & MM.
» Dumoulin, Doyen des Chirurgiens de
» Saint Côme, & Malaval, dont le nom
» est très célébre dans la même Compa-
» gnie. Ces Messieurs, après un mur exa-
» men, furent effraïés de ma situation,
» & convinrent qu'il seroit très-difficile
» de me guérir.

» Je suis guéri cependant, Monsieur, &
» je jouis d'une santé plus parfaite que je

» n'ai fait depuis plus de vingt ans. C'eſt
» ce que vous pourrez atteſter à ceux
» qui vous demanderoient des nouvelles
» de mon état. Il eſt vrai qu'il a fallu
» un tems conſidérable pour y parvenir;
» mais j'étois dans un état ſi pitoïable,
» lorſque M. Daran a commencé à me
» traiter, que je regarde ma guériſon
» preſque comme une création nouvelle.

» Je compte, Monſieur, que vous ne
» ſerez pas fâché que je rende cette Lettre
» publique, & qu'à votre témoignage
» pour la vérité des faits qui ſe ſont paſ-
» ſés ſous vos yeux, je joigne auſſi celui
» de M. le Conſeiller Bourgeois, Chi-
» rurgien d'Orbe, qui fit alors tout ſon
» poſſible pour me ſoulager. Au reſte,
» c'eſt moins à ma reconnoiſſance pour
» le ſervice eſſentiel que M. Daran m'a
» rendu que je crois devoir la publica-
» tion de ma Lettre, qu'à l'humanité en-
» tiere, qui a interêt d'être inſtruite que
» des maux ſemblables aux miens ſont
» ſuſceptibles de guériſon. Si trois ans
» plutôt, quelque malade, dans l'état
» où je me trouvois, du grand nombre
» que M. Daran traite, m'eût fait con-
» noître les reſſources que l'on peut trou-
» ver dans ſon expérience conſommée,

(27)

» quelle obligation ne lui aurois-je pas
» eue, & combien de souffrances ne
» m'auroit-il pas épargnées ? Je suis, &c.

BRISSEAUD.

Certificat des Médecins & Chirurgiens.

» Nous soussignés, certifions qu'il n'y
» a rien dans cette Lettre que de confor-
» me à la vérité ; que nous avons vu le
» malade le 18. Octobre 1747. qu'après
» l'avoir examiné avec attention, nous
» avons trouvé plusieurs fistules , non-
» seulement au périnée, mais encore au
» parties latérales , en sorte que le ma-
» lade n'urinant que goutte à goutte par
» la voie ordinaire, les urines refluoient ,
» & sortoient par ces différentes fistules ,
» comme par un arrosoir ; que lorsque
» M. Daran voulut introduire une de ses
» bougies dans l'Uréthre , elle ne put
» faire route que de deux travers de doigt;
» qu'aujourd'hui nous avons vu avec sa-
» tisfaction la bougie pénétrer facile-
» ment dans toute l'étendue du canal jus-
» qu'à la vessie , sans trouver de resistan-
» ce , quoiqu'elle fût des plus grosses ;
» qu'enfin nous avons trouvé les fistules
» guéries & cicatrisées , & le malade
» fort bien guéri ; en foi de quoi nous

B ij

» avons signé le préfent Certificat, ce
» vingt-huitiéme Juillet 1749. Chomel,
» Dumoulin, Doyen, Malaval.

À ces deux témoignages j'en joindrai
un autre de M. de la Beaume dont la cure vient de paroître dans le Mercure
d'Avril. Il y a cinq ans qu'il jouit de la
meilleure santé ; il n'y a qu'à l'entendre
lui-même.

*Lettre de M. de la Beaume, ancien Capi-
taine de Grenadiers du Régiment de Nor-
mandie, &c. en réponse à celle que lui
avoit écrite M. D'AUTEROCHE, ancien
Lieutenant Colonel au Régiment d'Age-
nois, demeurant actuellement chez Madame Mouton, rue des deux Ecus à Paris,
pour sçavoir l'état de sa santé depuis que
M. Daran l'a traité de maladies de l'urethre, extraite du Mercure de France du
mois d'Avril 1750.*

» Monfieur, l'interêt que vous prenez
» à ma santé, & le plaifir bien naturel à
» une perfonne qui a fouffert autant que
» je l'ai fait, de dire qu'il fe porte bien,
» m'affure que vous lirez ma Lettre avec
» plaifir, quoique longue. Voici donc

(29)
» quels ont été le commencement de ma
» maladie , les suites & l'heureuse fin
» couronnée par M. Daran. A la suite
» des maladies que j'avois eues dans ma
» jeunesse, je commençai à m'appercevoir
» en 1716. que le volume de mes urines
» diminuoit de plus en plus , de telle sor-
» te qu'en 1720. j'eus nombre de réten-
» tions d'urine qui duroient quelquefois
» vingt-quatre heures avec des douleurs
» violentes. On employoit alors les
» bains, les saignées , les cataplasmes
» émolliens. Depuis j'eus des rétentions
» d'urine totales deux ou trois fois l'an-
» née. Après avoir essayé plusieurs remé-
» des pour donner une libre issue aux
» urines , on me fit prendre du baume
» de Copahu pour cicatriser l'ulcere.
» Cela me rétrécit tellement le passage
» des urines que je ne pouvois absolu-
» ment uriner. Je fus saigné plusieurs
» fois, & on me fit prendre quantité de
» bains ; malgré tout cela j'avois de
» grandes difficultés à uriner, souffrant
» beaucoup. On me fit user des sondes
» de plomb, qui me soulagerent pen-
» dant quelque tems. Deux ans après
» j'eus une rétention totale qui me mena
» aux portes du trépas. Je fus à Paris

» pour consulter ma maladie. Feu M. la
» Peyronie me fit mettre entre les mains
» d'un Chirurgien nommé Guilmardet,
» qui, après m'avoir traité l'espace de deux
» mois, voulut me persuader qu'il m'a-
» voit guéri. Il est vrai que je me trou-
» vois soulagé ; mais, six mois après,
» ayant fait une route de Strasbourg en
» Flandre, j'eus une rétention d'urine
» des plus violentes, qui me dura trois
» jours, sans pouvoir uriner ; après quoi
» on m'introduisit une algalie à force,
» qui me fit venir beaucoup de sang, &
» qui procura l'issue aux urines, & je la
» gardai trois jours consécutifs ; ce qui
» me soulagea effectivement. Je partis
» ensuite pour Paris pour me faire trai-
» ter de nouveau. On m'indiqua M......
» Chirurgien de Paris, qui me traita
» avec des bougies qui me soulagerent,
» & qui pretendoit m'avoir guéri. Ce-
» pendant, deux ans après, j'eus encore
» un accident à la Rochelle, où je fus
» deux jours sans pouvoir uriner ; à for-
» ce de saignées mon mal se calma. Je
» passai en Baviere avec le Régiment,
» quoique je fusse fort incommodé de
» cette maladie. Les grands froids, ou les
» fatigues que j'ai souffertes dans ce

» Pays-là augmenterent mon mal , j'eus
» plusieurs accidens de rétention d'urine
» par intervalles. Un jour je m'apperçus
» d'une tumeur au périnée que je fis voir
» au Chirurgien Major d'Ingolstad ,
» qui me fit mettre une emplâtre de *Vi-*
» *go cum mercurio* ; cette tumeur m'in-
» commodoit beaucoup. Je sortis d'In-
» golstad avec les malades , je remon-
» tai le bateau jusqu'à Olme : ma tumeur
» augmentoit toujours. Je fus obligé de
» faire faire un brancard à Olme , sur
» lequel on me porta jusqu'à Strasbourg,
» où je me reposai un mois chez un Chi-
» rurgien , après lequel tems , espérant
» trouver quelque soulagement à Mont-
» pellier, je partis dans une litiere jusqu'à
» Lyon ; de Lyon je descendis le Rhône
» jusqu'au S. Esprit, où je me trouvai si
» mal , & ma tumeur étoit si considéra-
» ble, que je fus forcé de m'y arrêter ; là
» on jugea à propos de me l'ouvrir, ce qui
» me soulagea un peu ; mais cependant
» je ne pouvois supporter aucune situa-
» tion. J'arrivai un mois après à Mont-
» pellier dans un état pitoyable. J'en-
» voyai chez M. Serres, fameux Chirur-
» gien de cette Ville, le prier de venir
» voir mon état. Il me mit beaucoup

» de cataplasmes. Quinze jours après il
» parut une autre tumeur de l'autre côté,
» qui me causa de nouvelles douleurs. Je
» fis appeller M. Fizes, fameux Médecin
» de cette Ville, qui me dit que l'on pou-
» voit me soulager, mais que je ne de-
» vois point espérer de guérison. Je
» souffrois beaucoup, me trouvant tou-
» jours mouillé, les urines passant con-
» tinuellement par les fistules autant que
» par la voie ordinaire. Un mois après il
» en parut une troisiéme. Pour-lors je
» reçus une Lettre d'un de mes amis de
» Marseille, qui me manda que M. Da-
» ran étoit établi dans cette Ville, trai-
» tant cette maladie, & la guérissant ra-
» dicalement. Je fis voir cette Lettre à
» M. Fizes, qui me dit qu'il ne croyoit
» pas qu'il me guérît, mais que cepen-
» dant il me conseilloit d'y aller. Je me
» déterminai à faire ce voyage, & étant
» arrivé chez M. Daran, il me trouva
» dans un état pitoyable, ayant trois
» fistules par où les urines sortoient &
» couloient continuellement goutte à
» goutte, ainsi que par la voie ordinaire,
» de sorte que j'étois obligé de porter
» nuit & jour un vase de fer blanc pour
» les recevoir. Cependant, après m'avoir

(33)

» obfervé, il m'affura qu'il me guériroit
» avec le tems. J'éprouvai avec toute
» la fatisfaction que l'on peut imaginer
» l'effet de fes promeffes. Environ qua-
» tre mois après qu'il eut commencé
» mon traitement , les fiftules furent
» cicatrifées, l'incontinence d'urine ceffa,
» & elle fortit librement. Je trouvai mon
» état fi différent que je ne pouvois me
» perfuader que cette cure eût pû être fi
» parfaitement accomplie fur moi , &
» que je craignois de me voir expofé aux
» mêmes accidens de moment à autre ,
» vû fur tout le pronoftic que m'avoit
» fait M. Fizes , qu'on pouvoit bien me
» foulager , mais nou point me guérir :
» cependant ma fanté a toujours été de-
» puis de mieux en mieux , & je rends
» avec plaifir ce témoignage public en
» faveur de M. Daran , que depuis qu'il a
» opéré ma guérifon qui date actuelle-
» ment de cinq années , je n'ai eu aucun
» reffentiment de mon ancien mal , &
» je jouis d'une fanté auffi parfaite que fi
» je n'avois jamais eu cette maladie. Je
» fuis charmé de trouver encore ce moien
» de lui témoigner ma reconnoiffance du
» fervice effentiel qu'il m'a rendu. Je
» vous prie donc d'agréer que je rende

» cette Lettre publique, afin que tout
» le monde sçache que M. Daran guérit,
» non seulement pour un tems, ces ma-
» ladies, comme on me le faisoit crain-
» dre, mais qu'ils les guérit pour tou-
» jours. Je puis parler plus pertinemment
» que personne de l'infaillibilité des se-
» cours qu'il emploie, l'ayant éprouvé
» sur moi-même, & je me mets au rang
» de ses admirateurs & des Apologistes de
» sa nouvelle méthode. Vous trouverez
» peut-être ma Lettre un peu longue,
» mais j'aurois cru manquer à la deman-
» de que vous m'avez faite, si, par un
» détail plus abrégé j'avois omis des cir-
» constances peut-être essentielles. J'ai
» donc mieux aimé m'étendre davantage,
» & vous marquer exactement tout ce
» qui s'est passé depuis le commence-
» ment de ma maladie jusqu'au moment
» qu'elle a été guérie. J'ai l'honneur d'ê-
» tre très parfaitement, Monsieur, vo-
» tre, &c. *De la Beaume.* A Montpellier,
» le 10ᵐᵉ Fevrier 1750.

L'Auteur pourra-t-il dire que M. Chicoyneau ait hazardé de donner le certificat qu'il a délivré, par lequel il constate
la guérison de M. de Beaume ? quoi, trois
malades, dans des cas les plus fâcheux,

ont fort bien guéri , continuent à se bien
porter , mes remédes ont été assez efficaces pour leur procurer une santé qu'ils
cherchoient inutilement depuis tant de
tems , & d'autres personnes, moins malades qu'eux , dont la maladie a la même
origine , ne trouveroient que des secours
impuissans dans les mêmes remédes ! **La
chose n'est pas vraisemblable.**

Faut - il , pour convaincre l'Auteur ,
ajouter preuves sur preuves ? Je suis en
état de le faire.

Quoique les attestations des Médecins
& Chirurgiens que j'ai cités dans mon Livre doivent suffire à tout esprit raisonna-
ble , j'y joindrai d'autres autorités , &
je me servirai de la permission de les
nommer dans cette Brochure , qu'ont
eu la bonté de me donner des premiers
Seigneurs de la Cour , comme connois-
sant des personnes que j'ai guéries , &
dont quelques unes étoient abandonnées
à leur triste situation , & à qui l'on n'a-
voit annoncé que les avenirs les plus fu-
nestes. Ces Seigneurs veulent bien avoir
la complaisance , autant pour le bien
public que pour celui de l'humanité , de
me rendre justice lorsqu'on pourra leur
demander ce qui s'est passé sous leurs

yeux, & leur nom doit seul faire une preuve complette. Ce sont :

M. Le Prince Charles.
M. Le Comte de Brionne.
M. Le Maréchal Duc de Richelieu.
M. Le Duc de Rohan.
M. Le Duc de Biron.
M. Le Maréchal Duc de Belle-Isle.
M. Le Duc d'Estissac.
M. Le Maréchal de la Farre.
M. Le Comte de Gontaut.
M. Le Marquis de Souvré.
M. Le Marquis de Matignon.
M. Le Marquis de Meuse.
M. Le Comte de Lannion.
M. Le Marquis de Bacqueville.
M. Le Comte de Loos, Ambassadeur de Pologne
M. Le Marquis de Stainville.
M. La Cerda, Envoyé de Portugal.
M. Le Baron de Ber storff, Envoyé Extraordinaire du Roi de Dannemark.
M. Van Eych, Envoyé de Liege.
M. Le Président du Bois.
M. Le Marquis Dussé.
M. de Nellier.
M. Bugler.

Tous ces Seigneurs diront qu'ils ont appris de la bouche même des malades, les uns perfonnes de rang, & de leurs amis, les autres gens qu'ils affectionnent, même des perfonnes qu'ils voyoient, & qu'ils ont encore tous les jours fous leurs yeux, qui leur ont dit avoir été guéris fans retour. Si ces preuves ne fuffifent pas quelles autres faudra-t-il employer ? mais du moins en fera - ce affez pour prouver invinciblement qu'il n'y a qu'une baffe jaloufie, & le defefpoir de voir les fuccès d'un autre, qui ont pû enfanter l'écrit de mon adverfaire.

Il m'objecte de plus que mon reméde caufe des douleurs infuportables.

Il eft aifé de faire fentir la fauffeté de cette imputation aux perfonnes mêmes qui feroient les plus prévenues contre moi. Ma maifon eft ouverte à tout le monde, & j'ai affecté de mettre toujours ma conduite dans le plus grand jour, afin d'impofer filence, s'il étoit poffible, à la médifance & à la calomnie. Que l'on vienne donc chez moi fur les fept heures du matin, & fur les quatre heures de l'après midi; c'eft le tems deftiné à mes panfemens. On y verra des malades, à qui je viens d'introduire mes fondes, les uns

s'en aller à leurs affaires, les autres se
retirer dans une chambre qui leur est
destinée, & s'y amuser à quelque jeu. Je
demande à present s'il est bien vraisemblable que des gens qui souffrent aussi cruel-
lement qu'on le dit pussent marcher avec
mes sondes, & jouer avec tant de tranquillité. Au reste, si l'on ne veut point
prendre la peine de venir chez moi pour
s'éclaircir de ces vérités, il est très-aisé
de le faire en prenant celle de le demander aux malades mêmes.

Le quatriéme reproche est encore plus
grave que les autres. On voudroit insi-
nuer que mon reméde est contraire à la
fécondité : & c'est sans doute par cette
raison que le premier titre de la Lettre à
laquelle je répons porte qu'elle est faite,
pour la défense & la conservation des parties
les plus essentielles à l'homme & à l'Etat.

Mais sur quoi peut être fondée cette ter-
reur que l'on prétend inspirer ? si l'on ne
connoît pas la composition de mon reméde, comme je le soutiens affirmativement;
sur quel fondement ose-t-on avancer
qu'il est contraire à la fécondité ? & d'ailleurs, quand même il seroit corrosif,
comme il plaît à l'Auteur de la Lettre de
le supposer, l'impuissance ou la stérilité

feroient-elles une fuite néceffaire de fon
ufage? Il eft certain que dans les premiers
tems où l'on a traité les carnofités du canal de l'Urethre, l'on a employé les
corrofifs pour les détruire ; aucun des
Medecins & Chirurgiens qui ont alors
écrit fur cette partie des maladies n'a
pourtant remarqué que l'ufage de ces
remedes produisît ce mauvais effet. Il
eft même aifé de faire voir qu'ils ne
doivent pas le produire, puifque l'on ne
s'en fervoit pas uniquement que pour
diffoudre la carnofité, & qu'on fe don-
noit bien de garde d'infifter fur leur ufage quand elle étoit une fois détruite.

Mais j'ai une meilleure maniere de
répondre à ce reproche ; car je fuis en
état de prouver par des faits que mes remedes ont rendu à plufieurs de mes malades la faculté d'engendrer; en quoi il
n'y a rien que de très-naturel. Cette im-
puiffance n'étant caufée que par les ob-
ftructions du canal qui empêchent la fe-
mence de fortir avec la liberté néceffaire,
il s'enfuit que, les obftacles étant levés,
cette excrétion recommence à fe faire
avec fa liberté originaire.

L'Auteur, pour combler la mefure,
avance comme un fait certain, que mon

remede eſt un cauſtique que je ſçais maſ-
quer habilement , & que j'applique à
l'endroit où le malade reſſent de la douleur. Il n'en reſte pas là , il veut en con-
clure que je puis faire naître du mal où
il n'y en a point.

Il eſt bien humiliant pour la nature
humaine qu'elle puiſſe porter la malignité
juſqu'au point de me faire un pareil reproche. Je ne pretens pas m'en juſtifier
par les principes d'honneur dont je me
fais une loi de ne point m'écarter : mais
je demande à tout homme qui a du bon
ſens ſi quelque perſonne ſe préſente chez
un Chirurgien pour ſe faire traiter d'une
maladie, ſans être au moins dans le doute ſur ſon état. Il y a plus. Par rapport
aux maladies que je traite , je puis aſſu-
rer qu'aucun malade n'a recours au Chirurgien ſans être ſûr par une longue expérience qu'il eſt dans le cas d'avoir be-
ſoin de ſon miniſtere , & tout l'embarras
ne peut conſiſter qu'en un point que le
malade ne peut décider par lui-même ſi
le mal appartient au canal , ou s'il atta-
que le corps même de la veſſie.

Quant aux maladies de veſſie je ſuis en
état d'adminiſtrer la preuve qu'un nombre de malades qui en étoient attaqués

ont été par moi renvoyés à mes confreres, parce que je me borne au seul traitement des maladies de l'Urethre.

Mais je vais plus loin. Il n'y a point de malade de qui, avant que je commence a le traiter, je n'exige qu'il me donne la relation par écrit de son mal, & même il n'y en a point que je ne fasse visiter par un Medecin ou par un Chirurgien, souvent par plusieurs. Peut-on raisonnablement supposer que ces malades me fassent un roman pour le seul plaisir de passer par mes mains, & que les Medecins & Chirurgiens, qui sont ordinairement ceux en qui les malades ont de la confiance, les entretiennent dans leurs erreurs uniquement pour m'obliger?

L'Auteur de la Lettre a soin de faire remarquer qu'il envoie ses bougies, & que je ne fais pas de même des miennes, & la raison qu'il en donne est que, si e les faisoit voyager, personne ne seroit à portée de placer le caustique convenablement, & n'auroit interêt de le faire.

Mais le fait est absolument faux. J'envoie mes sondes au dehors aux malades mêmes, & si je ne le fais pas pour tous ceux qui pourroient le desirer, c'est qu'il y a

plufieurs cas qui demandent un examen
par la vue & le toucher, & un traitement plus particulier.

Ce n'eft donc point pour caufer de la
dépenfe fuperflue aux malades, pour
me donner un air important, ni pour
rendre malades ceux qui font en fanté,
que j'ai fouvent exigé que plufieurs de
mes malades fiffent non-feulement com-
mencer leur traitement chez moi, mais
qu'ils euffent la patience de le voir pouf-
fer jufqu'à un certain periode auquel je
puis les abandonner à eux-mêmes C'eft
pour leur bien, ma tranquillité, & l'honneur de mon remede dont la réputation
n'eft point indifférente au Public.

Au refte, je fuis parvenu, du moins
en partie, au point que je defirois, qui
eft d'avoir dans les principales Villes du
Royaume, & des Pays étrangers, des
Chirurgiens que j'ai inftruits de ma méthode, & qui font en état d'épargner
aux malades les frais & les incommodi-
tés de voyages fouvent fort longs. Et fi
l'accufation de l'Auteur étoit véritable,
c'eft-à-dire s'il étoit vrai que mon remede causât le mal, il faudroit fuppofer
que je fuis le plus criminel de tous les
hommes, que les Chirurgiens que j'em-

ploie font mes complices , que je leur
ai confié le fecret de ma mauvaife ma-
nœuvre, & qu'ils font affez malhonnêtes
gens pour la fuivre. Dans le nombre de
ces Chirurgiens il y en a pourtant qui
font Chirurgiens de Têtes couronnées ,
& d'autres qui jouiffent de la premiere
réputation dans leur Pays.

L'Auteur de la lettre me reproche encore d'avoir manqué plufieurs malades
qu'il a eu le bonheur de guérir.

Il faut croire cette allégation fur fa
foi, car il n'en adminiftre aucune preuve , & il me permettra bien d'en douter
jufqu'à ce qu'il m'ait donné d'autres
éclairciffemens. Mais, pour répondre à
l'article où il eft parlé de l'habitant de
Léoganne , qu'il dit être mort dans
l'ufage de mon reméde, & où l'on
cite Monfieur Berdolin pour témoin de
cette vérité ; je dirai que , quoique je ne
fçache pas avoir eû de malades de Léoganne dans l'état à beaucoup près que
le dit l'Auteur de la lettre , j'ai cru devoir m'informer de la vérité à M. Berdolin , parce qu'il eft nommé dans la
même lettre. Voici ce qu'il m'a dit en
préfence de M. Levret ~~également~~ notre
Conftere.

Il fut appellé rue du Bouloir par un malade, dont il n'a jamais ſçu le nom, qu'il trouva fort mal, attaqué d'une phthiſie confirmée. Outre cela il lui dit qu'il avoit des ulcéres à la veſſie & dans l'uréthre qui le faiſoient beaucoup ſouffrir. M. Berdolin lui propoſa de ·faire une Conſultation de quelques Médecins & Chirugiens, afin de voir, s'il étoit poſſible, de lui donner quelque ſoulagement. Le malade répondit qu'il ne vouloit que lui, parce qu'il avoit déja vû tout ce qu'il y avoit de mieux à Paris, notamment MM. Bajet, Guilmardet, Alliés, & Daran ; que perſonne n'avoit pu le guérir ; mais qu'il ſe ſervoit toujours des ſondes de M. Daran qui lui avoient mieux fait que toutes les autres dont il s'étoit ſervi depuis qu'il étoit incommodé de cette maladie, & dont il avoit découvert la compoſition ; que même, quand ſes forces le lui permettoient, il traitoit avec ces bougies des perſonnes atteintes de cette maladie. Monſieur Berdolin aïant fait & ordonné ce qu'il jugea à propos, quitta le malade, & peu de jours après on lui dit qu'il étoit mort.

Après cet aveu, peut-on dire que le

malade foit mort en jurant & blafphé-
mant contre mon reméde?

Depuis que je fuis à Paris je n'ai eu
que deux Horlogers. Je conviens que je
n'ai point guéri le premier, parce qu'outre le vice du canal , il avoit une maladie de veffie ; auffi n'ai-je jamais dit l'a-
voir guéri , & toute la différence qu'il
y auroit de moi à M. Baget , c'eft que
l'Auteur lui fait dire qu'il l'a guéri. J'ai
été curieux de m'informer fi véritable-
ment cet Horloger étoit guéri , & j'ai
fçu que depuis qu'il étoit forti de mes
mains , il avoit vû plufieurs perfonnes
au nombre defquelles étoit M. Baget ,
mais que pour cela il n'en étoit pas
moins malade ; qu'il fouffroit toujours ;
& qu'il étoit obligé de faire journellement des remédes ; c'eft ce qu'il a dit à
trois perfonnes de ma connoiffance ,
& notamment à M. Faget Maître en
Chirurgie. Le fecond Horloger eft fort
bien guéri, & je puis citer pour preuve
de cette vérité, M. de la Haye auffi
Maître en Chirurgie, ancien Prévôt, qui
l'a entendu de fa propre bouche.

Je viens à une autre objection qui in-
tércffe moins le public que celles dont je
viens de parler. On dit que je ne fuis

point Chirurgien ; que les titres fur lef-
quels je prétens établir cette qualité font
fuppofés ; que pour prouver le contraire, il auroit fallu produire des originaux
en bonne forme qui conftataffent les
emplois que j'avois occupés dans les païs
étrangers à titre de Chirurgien, & le
tout bien légalifé.

Mais à qui ai-je dû les produire ? Eft-
ce au public, qui ne fe foucie fimplement
que d'être guéri ? Eft-ce à l'Auteur, que
je ne connois pas, & dont l'ouvrage ne
me donne aucune envie de le connoître ?
Quel droit a-t-il de me les demander ?
Je n'ai dû les produire qu'à ceux qui,
chargés de la Police de la Chirurgie,
font obligés de ne la laiffer exercer que
par des perfonnes inftruites, & qui aient
les grades néceffaires pour exercer librement cette profeffion. Or peut - on
fuppofer que M. le premier Médecin &
M. le premier Chirurgien aient ofé préva-
riquer jufqu'au point de me faire avoir
l'agrément du Roi pour une Charge qui
m'approche fi près de Sa Majefté, fi j'a-
vois manqué à cette formalité ? Je tire
même de - là un nouvel argument pour
prouver que la lettre n'eft point de M.
Baget : car peut - on raifonnablement

ſuppoſer qu'un Chirurgien de ſaint Côme oſe attaquer ſon Confrere ſur le dé-
faut de qualité , & taxer le Chef de la
Chirurgie , Chef ſi jaloux de ſon honneur & de ſes droits , M. de la Peyronie
en un mot , d'avoir autoriſé un homme
ſans qualité à exercer cette Profeſſion ?
Or il eſt certain , je le répéte , que c'eſt
lui qui , ſur le bruit de mes ſuccès à
Marſeille , m'a fait venir dans cette Ville ; ce qui m'a procuré l'honneur d'être
un des Chirurgiens du Roi.

Mais j'ai d'autres réponſes à faire à
l'objection ; car je ſuis en état, lorſque
l'occaſion le requerrera , de faire voir
aux incrédules qu'aucune des opérations
de la Chirurgie pratique ne m'eſt étran-
gere ; & , quoiqu'il ſoit vrai que je me ſois
borné entiérement aux maladies de l'u-
réthre, je n'en dois pas moins être regar-
dé comme Chirurgien ; aïant cela de
commun avec tant d'habiles gens que
nous avons dans notre Compagnie , qui
ſe ſont attachés à certaines parties ,
comme les accouchemens & autres ,
quoiqu'ils ſçachent les exercer toutes.

Un des reproches que me fait encore
l'Auteur de la lettre eſt que dans la pré-
face de la premiere édition de mes Ob-

fervations, il y a beaucoup de contra-
dictions.

J'ai relu tout exprès les endroits qu'il
articule, & je me fuis convaincu que fa
conduite n'étoit point du tout en contradiction avec fon cœur, & que la mauvaife foi eft toujours fon premier mobi-
le. Je cite en effet des paffages de dif-
ferens Auteurs qui difent nettement que
certaines maladies font incurables, &
moi j'avance que je fuis en état de les
guérir. Peut - on me reprocher d'être en
contradiction avec moi - même, parce
que je ne fuis pas du fentiment des Auteurs que je cite ?

Une autre objection qu'il me fait eft
de ne rien dire des maladies des femmes,
relativement, bien entendu, à l'objet
de mon ouvrage.

Mais fi ces maladies n'ont rien de particulier que la différence de leur fiege, ne
fuffifoit-il pas de parler des maladies des
hommes, fans répeter encore les mêmes chofes par rapport à celles des femmes ? Et fi mon remede eft en état de
détruire les premieres, pourquoi auroit-
il moins de vertu contre les dernieres ?
Il y a et d'ailleurs de ma part une raifon
de délicateffe qui m'a fait fupprimer ce

que

que j'aurois pu dire au fujet des maladies des femmes, & , loin de m'en faire reproche, l'Auteur auroit beaucoup mieux fait de fuivre mon exemple. Et dans quel pays les femmes feront-elles conftater ces fortes de maladies , & l'effet des remédes par des Médecins & Chirurgiens autres que ceux qui les traitent, comme font la plupart des hommes ? N'eft-il pas affez facheux pour elles d'être obligées de le faire à celui à qui elles ont donné confiance ? Mais , quand il fera nécef-faire , je lui prouverai par des témoi-gnages non équivoques que je traite , quand l'occafion s'en préfente , toutes les femmes atteintes de pareils maux , lorfqu'elles me font l'honneur de s'adref-fer à moi.

L'Auteur de la lettre me reproche en-core que je mets mes peines à un prix exorbitant.

J'ai fuffifamment répondu à cette ob-jeċtion dans ma nouvelle édition ; mais , comme il pourroit arriver que mes ré-ponfes feroient encore inconnues à des perfonnes qui ont intérêt de fçavoir la vérité, & entre les mains de qui cette brochure peut tomber , je vais en leur faveur répéter ce qu'il y a d'effentiel dans

C

(50)

l'ouvrage que je viens de citer.

Je dis donc que je défie qu'on me donne aucun exemple de malades à qui j'aie refusé mes soins, faute d'être en état de me payer. C'est une conduite que j'ai tenue dans tous pays, & dont je ne m'écarterai jamais, ayant pour principe que, s'il est juste que les personnes à leur aise récompensent ceux qui leur rendent service, il ne l'est pas moins que celles qui ont le malheur de n'être point favorisées des biens de la fortune trouvent dans la générosité, ou la charité, des personnes dont elles ont besoin les mêmes secours que les personnes opulentes.

Sans prétendre tirer à aucune vanité, je puis dire que ceux qui fréquentent ma maison à l'heure de mes pansemens, sçavent que j'ai une chambre, où l'on voit journellement des sept à huit malades traités avec la même exactitude, soit par moi, soit par mes garçons, quoiqu'ils ne payent rien du tout ; & les curieux qui ne le sçavent point sont les Maîtres de s'en assurer, quand ils le souhaiteront : ils auront même occasion d'exercer leur charité pour subvenir à leurs autres besoins.

Quoique je craigne d'ennuier en rappellant tant de miferes , je ne puis me difpenfer de répondre une fois pour tou-tes à toutes les objections que la lettre contient contre moi. En voici une autre qui feroit fort grave fi elle avoit quelque fondement. On dit que mes remédes caufent un reflux de la matiere vénérien-ne qui a été plus d'une fois fuivi des ac-cidens les plus fâcheux.

Rien n'eft plus faux que cette propofi-tion , malgré l'affurance avec laquelle on l'avance , puifque mes fondes n'agiffent jamais qu'en caufant un écoulement plus ou moins abondant, à proportion du plus ou du moins de vice qu'il y a à la partie qu'elles touchent ; or quand cet écoulement finit , le malade fe trouve totalement guéri. Comment une chofe qui caufe un flux feroit-elle capable de caufer des reflux dangereux ? en effet comment des remédes fimplememt fon-dans & fuppuratifs pourroient-ils occa-fionner ces fortes d'accidens ? Les per-fonnes de l'Art font trop au fait de leur maniere d'agir pour ne point fçavoir qu'ils en font incapables.

Il ne me refte plus qu'à relever des bagatelles objectées contre ma premiere édition.

(52)

L'Auteur de la lettre prétend donner un grand relief à ses bougies, en disant qu'on peut uriner sans les faire sortir du canal ; c'est faire en même tems l'éloge des miennes, puisqu'elles partagent cet avantage avec les siennes.

Il me reproche encore de regarder comme incurables les maladies qui ne cédent point à l'efficacité de mes remédes, & d'être d'avis qu'en ce cas on doit se contenter d'une cure palliative.

L'expérience que j'ai depuis un très-long tems de l'effet que produisent mes remédes m'autorise très-fort à regarder comme incurables les maladies contre lesquelles ils sont impuissans, & je n'en connois d'autres qui puissent éluder leur effet que les maladies compliquées, que je n'entreprens point de traiter, & que je renvoye à mes Confreres, comme je l'ai déja remarqué. Je félicite l'Auteur de la lettre d'en avoir d'assez efficaces pour ne trouver aucune maladie rébelle, fut-elle même dans le cas de la complication la plus fâcheuse.

Quant aux autres palliatives, l'on est obligé d'en rester-là dans certaines circonstances ; c'est donc fort mal à propos que l'Auteur de la lettre prétend qu'elles doivent être condamnées dans toutes les circonstances. Le malade n'a aucun reproche à faire ni au Médecin, ni au Chirurgien, quand, au lieu de le bercer de l'espérance trompeuse d'une guérison radicale, ils ont soin de l'avertir que sa maladie n'en est point susceptible, & qu'il faut se contenter d'en diminuer les accidens.

La derniere objection que l'on fasse contre ma premiere édition, objection qui tient si fort au cœur de l'Auteur de la lettre, qu'il la répete en parlant de la seconde, est que mes deux ouvrages ne font que des affiches.

J'ai déja répondu à cette objection, que les malades ne pouvoient pas deviner qu'on eût découvert des secours contre une maladie réputée incurable si l'on n'usoit de quelque moyen pour le leur faire sçavoir. Et quel reproche peut-on raisonnablement faire à l'Auteur de la découverte quand les moyens qu'il emploie n'ont rien de bas, ni de deshonorant? J'observerai au reste que l'Auteur de la lettre, en voulant me donner un ridicule, ne le donne pas moins à M. Baget; car cette lettre est-elle autre chose qu'une pure affiche, puisqu'elle ne contient que l'annonce de ſa capacité dans le traitement des maladies de l'uréthre, & que la compoſition des remédes qui les détruiſent n'y eſt pas plus dévoilée que dans mes deux ouvrages ? Nouvelle raiſon qui doit me faire préſumer qu'elle n'eſt point de lui.

Venons aux reproches que l'on fait à la ſeconde édition de mes Obſervations.

On dit d'abord que je me contente de donner les ſuites de la gonorrhée au lieu d'un Traité complet des maladies de l'uréthre , & que je garde un profond ſilence ſur le traitement de la difficulté d'uriner.

J'ai déja répondu à la premiere objection , en diſant que je n'avois point fixé le tems où je devois acquitter la parole que j'ai donnée de faire imprimer un Traité de la Gonorrhée & de ſes ſuites ; & par conſéquent on n'a point de reproche fondé à me faire ſur cet article.

Quant à la ſeconde partie de l'objection , elle eſt, comme toutes celles que j'ai relevées l'ouvrage de la mauvaiſe foi, puiſque j'entre dans le détail de toutes les cauſes de la difficulté d'uriner vénérienne, & que je paſſe en revûe

toutes les pratiques qui ont été em-
ploïées jufqu'à moi pour y rémédier.

On dit, en troifiéme lieu, que je ne
m'entens pas moi-même, quand je donne pour caufe de la difficulté d'uriner le
racourciffement des fibres de l'uréthre
caufé par l'ufage des aftringens, & que
fans doute j'avois intention de dire qu'u-
ne de ces caufes eft la crifpation des fibres de l'uréthre.

Mais la crifpation des fibres, ou leur
racourciffement, n'eft-ce pas la même
chofe ? Et peut-on me reprocher d'avoir
fubftitué un terme qui eft à la portée de
tout le monde à un terme d'Art qui n'eft
connu que des gens du métier dans un
ouvrage compofé pour être entendu de
tous les lecteurs ?

On m'objecte, en quatriéme lieu,
de confondre les callofités & les cicatri-
ces ; objection auffi mal fondée que les
précédentes, puifque je n'ai entendu parler que de l'effet que produifoient ces
deux efpeces d'obftacles, & non point
de leur nature. Au refte l'Auteur me feroit plaifir de m'apprendre comment il
eft poffible que ce qui rétrécit l'uréthre,
comme fait une callofité, ou une cicatri-
ce, foit incapable de faire obftacle à
l'excrétion de l'urine.   C iiij

(56)

L'Auteur s'égaïe dans la cinquiéme objection fur ce que je donne pour la troifiéme de la difficulté d'uriner les caroncules ou callofités qui naiffent dans le canal.

S'il avoit fçu lire, ou s'il l'avoit voulu, il auroit vû que je parle des *carnofités*, & non pas des *Callofités*, & s'il avoit la moindre teinture des Traités qui ont été compofés fur les maladies de l'uréthre, il n'ignoreroit pas que les termes de carnofité, & de *caroncule*, ont toujours été employés comme fynonimes par les Auteurs.

Il auroit auffi vû, s'il eût lû mon ouvrage avec attention, que je fçais auffi bien que lui, qu'on donne le nom de caroncule au vérumontanum, & que je fuis fort éloigné de regarder cette partie naturelle au canal comme un obftacle à l'excrétion de l'urine, tant qu'il eft dans fon état naturel; mais, s'il vient à fe gonfler outre mefure, & fur-tout à s'endurcir, dans cet état je demande comment il eft poffible qu'il ne faffe point obftacle à la fortie de l'urine.

On me demande encore d'où vient que, parmi tous les écrits que j'ai rapportés à ma louange, je n'ai point fait mention de la réponse de M. Manget, habile Médecin de Geneve, à la Lettre de M. Bruhier, Docteur en Médecine ; & l'on suppose que c'est parce qu'il a été informé des mauvais succès de ma pratique dans le traitement de deux notables habitans de cette République.

Il me sera aisé de démentir l'Auteur de la Lettre, &, pour faire voir jusqu'à quel point il porte l'imposture, je vais placer ici la Lettre que ce Docteur me fit l'honneur de m'écrire lorsqu'il reçut mon Livre, par laquelle on verra sa façon de penser sur mes remédes. Mais auparavant je dirai que j'ai eu plusieurs personnes, tant notables qu'autres de cette Ville, & que tous ont lieu d'être contens de moi. Je pourrai, quand il le faudra, produire le témoignage de personnes établies à Paris, originaires de cette République, tant Médecins que Négocians du premier ordre.

Lettre de M. Manget, Médecin de Geneve.

» MONSIEUR,

» J'ai lu avec beaucoup de plaisir vos
» Observations sur les maladies de l'uré-

» tre. Je n'avois pas la foi aux carnofi-
» tés. Vous avez fait de moi un Proféli-
» te. Je fouhaiterois que ma converfion
» vous donnât un relief qui fervît à vous
» marquer ma reconnoiffance.

» J'ai vu ici une de vos merveilles
» marfeilloifes qui m'a confirmé dans
» l'idée que j'avois de votre habileté ;
» mais permettez , Monfieur , qu'en
» vous témoignant ma joie pour l'uti-
» lité du genre humain de cette nou-
» velle découverte , je vous faffe part de
» la crainte que j'ai qu'elle ne fe perde
» avec vous , fi vous ne prenez des pré-
» cautions contre une mort fubite à la-
» quelle nous fommes tous expofés. Ce
» feroit un vol fait au public , dont le
» crime feroit proportionné au prix du
» tréfor qu'il perdroit. Je ne doute pas,
» Monfieur, que votre zéle pour les pro-
» grès de la Médecine , & votre charité,
» ne vous portent à tranfmettre à la
» poftérité un bien dont la poffeffion doit
» vous immortalifer. Je vous fouhaite ,
» en attendant , une continuation des
» avantages actuels qui vous font fi légi-
» timement dûs.

» Si mon témoignage , fur un feul
» exemple , pouvoit être de quelque

(59)

» poids , je le donne ici avec grand plai-
» fir, tant par reconnoiffance pour vous,
» Monfieur, que par la confidération du
» Public , dont je voudrois que chaque
» individu fût informé du bien que vous
» pouvez lui procurer.

» Je fuis avec la plus parfaite confide-
» ration ,

» M O N S I E U R ,

» Votre très - humble &
» très - obéiffant Ser-
» viteur , MANGET.

Je pourrois à cette Lettre en joindre
d'autres de plufieurs Médecins & Chirurgiens des Cours étrangeres ; mais , comme mon motif n'eft point de m'encenfer,
mais feulement de me défendre , je n'en
ferai point mention.

Enfin l'Auteur revient aux corrofifs,&,
malgré mes déclamations contr'eux , il
prétend me prouver que j'en fais ufage.
Il cite à cet effet un paffage de mon Dif-
cours préliminaire où je dis que, *jufqu'à
moi on n'avoit connu aucun déterfif sûr &
infaillible , & qu'on n'étoit sûr de l'operation d'aucun corrofif.*

Cette objection coule de la même source. Voici le passage en entier, par lequel on jugera de la bonne foi de l'Auteur. *On voit par-là que je ne crois pas qu'il soit aisé de détruire les carnosités par l'usage des corrosifs, puisqu'on n'a connu jusqu'à moi aucun détersif sûr & infaillible, & qu'on n'étoit sûr de l'opération d'aucun corrosif. Mais c'est trop s'arrêter à examiner des secours abandonnés par de si bonnes raisons. &c.* Je demande maintenant aux Lecteurs judicieux & équitables, si la simple lecture de ce passage ne suffiroit pas pour prouver que je condamne le plus formellement du monde l'usage des corrosifs, loin de vouloir en faire la base de mes remedes.

Il me paroît que j'ai répondu de la maniere que je devois à toutes les objections de l'Anonyme ; je pourrois en demeurer là ; mais je crois pouvoir dire encore que l'effet de mes sondes ne se borne pas à guerir les restes des vieilles gonorrhées, en détruisant les carnosités, les ulcéres & les fistules, elles ont même l'avantage de faciliter l'introduction des algalies dans toutes les réte tions d'urine, & notamment dans celles qui ont enflammé le col de la vessie, & dans celles où l'introduction de l'algalie eſt difficile & dangereuſe , parce qu'elles fraient la route à l'algalie en dilatant l'uréthre ſans cauſer aucun accident. Il eſt même à remarquer que , s'il y a quelque pierre dans la veſſie , ma ſonde en porte les marques par les aſpérités qui ſe trouvent ſur ſa ſurface. Pluſieurs de mes Confreres , entr'autres Meſſieurs Morand, Foubert & Guerin, ſont témoins de la vérité de ce fait , & même de la gueriſon de quelques fiſtules reſtées après l'operation de la pierre.

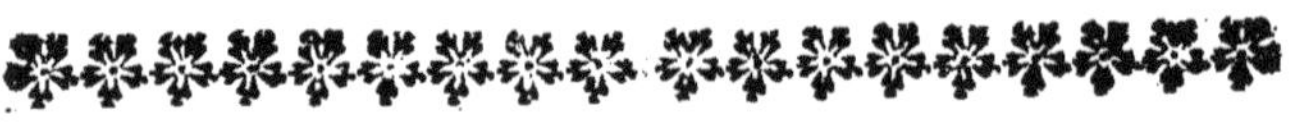

LISTE ALPHABÉTIQUE
DES MÉDECINS

*Qui ont attesté les Guérisons dont il est par-
lé dans le Livre de mes Observations.*

MESSIEURS

ALBIN, Docteur aggrégé au Collége des Médecins de Marseille.

BALIEU [DE], Conseiller du Roi, &
l'un de ses Médecins ordinaires.

BERTRAND, Doïen du Collége des
Médecins de Marseille.

BOUILHAC, premier Médecin de
Monsieur le Dauphin, & de Madame
la Dauphine.

BOUNIOLS, Docteur de l'Université
de Montpellier, Médecin du Roi à
Fontainebleau, ci - devant Médecin
ordinaire de S. A. R. Madame la Du-
chesse de Lorraine.

BOYER, Docteur-Régent de la Faculté
de Paris, Censeur Roïal, Médecin
ordinaire du Roi, & de la Société
Roïale de Londres.

BRUHIER, Censeur Roïal, & l'un des Auteurs du Journal des Sçavans.

CANTWEL, Docteur - Régent de la Faculté de Paris.

CASAMAJOR, Docteur - Régent de la Faculté de Paris.

CHICOYNEAU, Conseiller d'Etat ordinaire, & premier Médecin du Roi, &c.

COMBALUSIER, Docteur de l'Université de Montpellier, de la Societé Roïale des Sciences de la même Ville, & ancien Professeur de la Faculté de Valence.

FALCONET, Docteur - Régent de la Faculté de Paris, Médecin Consul- tant du Roi, de l'Académie Roïale des Inscriptions & Belles-Lettres.

FERREIN, Docteur - Régent de la Faculté de Paris, Conseiller du Roi & Professeur Roïal de Médecine au Collége Roïal, de l'Académie Roïale des Sciences.

JOYEUSE, Médecin ordinaire des Galéres.

JUSSIEU [DE], Ecuyer, Con- seiller, Secrétaire du Roi, Maison & Couronne de France, & de ses Finan- nances, Docteur de Montpellier, &

de Paris , Profeſſeur en Botanique au Jardin Roïal des Plantes , de l'Académie Roïale des Sciences , & Membre des Sociétés Roïales des Sciences de Londres & de Berlin.

Hoc [le] Docteur-Régent de la Faculté de Paris, ancien Médecin ordinaire du Châtelet, & ordinaire de l'Hôtel - Dieu , & de l'Hôpital Roïal de la Charité de Paris.

Medalon , Conſeiller , Médecin du Roi , & de ſa Compagnie des Cent-Suiſſes , ancien Médecin des Camps & Armées du Roi.

Michel Docteur de la Faculté de Montpellier , aggrégé au Collége des Médecins de Marſeille , & Médecin du Laſaret de Purge.

Molin , Docteur de la Faculté de Montpellier, & Médecin Conſultant du Roi.

Moreau, Conſeiller du Roi , & ſon Médecin ordinaire.

Mouret, Médecin de l'Hôpital de Taraſcon.

Nihell.
Plunkett. } Médecins Anglois.

Pousse , pere , Docteur-Régent de la Faculté de Paris.

Pousse, fils, Docteur-Régent de la Faculté de Paris , ancien Professeur de Chirurgie , & Censeur Royal.

Procope Couteaux , Docteur-Régent de la Faculté de Paris , ancien Professeur des Ecoles , & actuellement Professeur de Chirurgie en Langue Françoise.

Rabours [de] Docteur - Régent de la Faculté de Paris.

Sidobre , Docteur de la Faculté de Montpellier , & Médecin Consultant du Roi.

Thieulier [le] Docteur - Régent de la Faculté de Paris , Conseiller, Médecin ordinaire du Roi en son Grand Conseil , & en la Prevôté de France, de la Société Royale de Londres.

Vernage, Docteur - Régent de la Faculté de Paris.

LISTE ALPHABÉTIQUE

DES CHIRURGIENS

Qui ont attesté les Guérisons dont il est parlé dans le Livre de mes Observations.

MESSIEURS

BAGIEU, Chirurgien de S. Côme, & Major des Gendarmes de la Garde du Roi.

BENOMONT, Maître en Chirurgie de Paris.

BERGEROT, Maître en Chirurgie de Paris.

BOISCAILLAUD, Maître en Chirurgie de Paris, Chirurgien ordinaire du Roi par quartier, & son premier Chirurgien ordinaire en survivance.

BOUDOU, Maître en Chirurgie de Paris, & Chirurgien en Chef de l'Hôtel-Dieu de Paris.

BOYER, ci-devant Chirurgien Major des Grenadiers à cheval de Sa Majesté Catholique.

CASAUBON, Maître en Chirurgie de Paris.

CASSAING, Maître en Chirurgie à Paris, & Chirurgien du Roi, & ordinaire en sa grande Artillerie.

CASTAIGNET, Maître en Chirurgie, Conseiller du Roi, Inspecteur des boissons, ancien Chirurgien de Sa Majesté en son Artillerie.

DARIUS, Maître en Chirurgie de Paris.

DAVIEL, Maître-ès-Arts, Chirurgien Juré de Marseille, entretenu sur les Galéres du Roi, de l'Académie Roïale des Sciences de Toulouse, associé correspondant de celle de Chirurgie de Paris, Membre de l'Institut des Sciences de Bologne, Démonstrateur Royal de Chirurgie à Marseille.

DESPORTS, Chirurgien de la Reine, & ancien Chirurgien Major des Camps & Armées du Roi.

DULATTIER, ancien Chirurgien, aide Major des Armées du Roi.

DUPOUY, Maître en Chirurgie à Paris.

FAGET, Maître en Chirurgie à Paris, & Chirurgien de la Reine.

FAYE (DE LA) Maître en Chirurgie

à Paris, Démonstrateur Royal pour les opérations, ancien Chirurgien des Camps & Armées de Sa Majesté.

FOUBERT, Maître en Chirurgie, Chirurgien ordinaire du Roi en sa Cour de Parlement, & ancien Chirurgien de l'Hôpital de la Charité.

GODEFROY, Maître en Chirurgie à Paris.

GRAVE (LA) Maître en Chirurgie, & Chirurgien ordinaire du Roi en son Artillerie.

HAYE (DE LA) Maître en Chirurgie, ancien Prevôt de sa Compagnie.

HEVIN, premier Chirurgien de Madame la Dauphine, Maître, Démonstrateur Royal, & Secrétaire de l'Académie Royale de Chirurgie pour les correspondances.

HOUSTET, Maître en Chirurgie à Paris.

JALLET, Maître en Chirurgie à Paris.

LOUSTAUNAU, Chirurgien du Roi & des Enfans de France.

LOUSTEAU, Maître en Chirurgie à Paris.

MALAVAL, Maître en Chirurgie à Paris, & ordinaire du Roi en sa Cour de Parlement.

Meha'gnery de la Richardiere, Maître en Chirurgie à Paris, & Chirurgien de feu S. A. R. M. le Duc d'Orléans Régent.

Menjon, Maître en Chirurgie à Paris.

Morand, Maître en Chirurgie à Paris,
de l'Académie Royale des Sciences, &
de celle de Chirurgie, Censeur Roïal.

Mouln (du) Maître en Chirurgie à
Paris, Doyen de la Compagnie.

Peyron e (de la) ci devant premier
Chirurgien, & Médecin Consultant
du Roi.

Poujade, Chirurgien Privilégié du Roi
pour les maladies secrettes.

Quintard, Chirurgien Major des Gardes, & de M. le Grand Maréchal de
la Couronne de Pologne.

Recolin, Maître en Chirurgie à Paris.

J. Ruffel, Maître en Chirurgie à Paris,
& Chirurgien Major des Gardes du
Corps du Roi.

Sarrau, Maître en Chirurgie à Paris.

Serres, Maître en Chirurgie de Montpellier.

Sue, Maître en Chirurgie de Paris, &
Prevôt de sa Compagnie.

Taillard, Maître en Chirurgie à Paris.

LISTE DES MÉDECINS

Qui ont vu des malades que j'ai traités &
guéris depuis l'impreſſion de mon Livre.

MESSIEURS

HERMENT, Docteur-Régent de la Faculté de Paris, & Médecin du Roi par quartier.

HELVETIUS, Conſeiller d'Ftat, Médecin de la Faculté de Paris, & premier Medecin de la Reine.

CHOMEL, Médecin de la Faculté de Paris, & ordinaire du Roi par quartier.

PAYEN, Bibliothéquaire, & Docteur-Régent de la Faculté de Paris.

BOUVART, Docteur - Régent de la Faculté de Paris.

LALOUETTE, Docteur-Régent de la Faculté de Paris.

DE GEVIGLAND, Docteur-Régent de la Faculté de Paris.

BOURDIER DE LA MOULIERE, Docteur-Régeut de la Faculté de Paris.

LE CLERC , Médecin de la Faculté de

Paris, & ordinaire du Roi par quartier.

FOURNIER, Médecin de M. le Duc d'Orléans.

DE TORRES, Médecin de M. le Duc d'Orléans, ci-devant Medecin de la Famille Royale du Roi d'Espagne.

SENAC, Médecin Consultant du Roi, de la Maison Royale de Saint Cyr, & de l'Hôpital Royal de Versailles.

LISTE DES CHIRURGIENS

*Qui ont vu des malades que j'ai traités &
guéris depuis l'impreſſion de mon Livre.*

MESSIEURS

PICHAUT DE LA MARTINIERE, Ecuïer,
Conſeiller, premier Chirurgien du
Roi.

GERVAIS, Maître en Chirurgie à Paris,
Démonſtrateur Royal en Chirurgie.

JART, Maître en Chirurgie à Paris.

CROISSANT DE GARANGEOT, Maître en
Chirurgie à Paris, Démonſtrateur en
Chirurgie.

CAUMONT, Maître en Chirurgie de
Paris.

CIVADIER, Maître en Chirurgie de Paris, & Chirurgien Major des Gardes
du Corps du Roi.

BARBEAU, Maître en Chirurgie de Paris.

MOREAU, Maître en Chirurgie de Paris.

BOURGEOIS, Maître en Chirurgie de Paris, Chirurgien du Roi par quartier.

CHOPIN,

CHOPIN , Maître en Chirurgie à Paris ,
& ordinaire du Roi par quartier.

H. J. BAJET , Maître en Chirurgie de
Paris.

CANLAY , Maître en Chirurgie à Paris.

SIMON , Maître en Chirurgie de Paris ,
Démonſtrateur en Chirurgie , & Chirurgien Major des Chevaux-Légers de
la Garde ordinaire du Roi.

RESCLAUSE , Maître en Chirurgie de
Paris.

BOURBELAIN , Maître en Chirurgie de
Paris.

RIBADEAU DU CLOS , Maître en Chirurgie de Paris.

R. FR. RUFFEL , Maître en Chirurgie de
Paris.

PAGNON , Maître en Chirurgie de Paris.

LEVRET , Maître en Chirurgie de Paris.

GUERIN , Maître en Chirurgie de Paris ,
& Chirurgien Major des Mouſquetaires de la Garde du Roi.

DESCLUZEAUX , Maître en Chirurgie de
Paris , & ordinaire du Roi par quartier.

DE LUX , Maître en Chirurgie de Paris ,
& ordinaire du Roi par quartier.

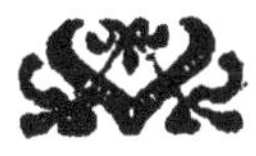

D

APPROBATION.

J'AI lu par ordre de Monsieur le Lieu-tenant Général de Police un Manuf-crit intitulé, *Réponse de M. Daran, Chi-rurgien ordinaire du Roi*, à la Lettre, POUR LA DÉFENSE DES PARTIES LES PLUS ES-SENTIELLES A L'HOMME ET A L'ETAT, laquelle eft une Brochure qui paroît im-primée à Geneve, & qui, bien loin de contenir quelque chofe qui réponde à l'importance du titre fpécieux qu'elle porte, n'eft qu'une vaine & baffe décla-mation contre la méthode que M. Daran employe dans le traitement des maladies de l'Uréthre.

Si l'Auteur eût été de bonne foi, il fe feroit épargné bien du travail inutile, ou, pour peu qu'il eût été répandu dans le monde, il auroit rencontré très-fouvent des Médecins & des Chirurgiens qui lui auroient appris avoir été témoins des cu-res merveilleufes de M. Daran. Il au-roit auffi trouvé dans fon chemin des gens reconnoiffans qui lui auroient ra-conté le trifte état dont M. Daran les avoit tirés. Quoi qu'il en foit, & quel que puiffe être l'Auteur de cette Lettre,

on regardera la méthode dont M. Daran
fe fert dans le traitement des maladies de
l'Uréthre, comme la plus efficace & la
plus fure jufqu'à ce qu'il veuille bien
nous en produire une autre auffi au-
thentiquement reconnue par les meil-
leurs Praticiens. Ce qui fait que je con-
firme ici le jugement que j'en ai déja
porté, & que j'approuve l'impreffion de
la Réponfe de M. Daran. Fait à Paris le
26. Avril 1750.

BOYER, Méd. ord. du Roi,
Cenfeur Royal.

APPROBATION.

J'AI lu par ordre de Monfieur le Lieu-
tenant Général de Police un Manuf-
crit intitulé, *Réponfe de M. Daran, Chi-
rurgien ordinaire du Roi, à la Lettre*, POUR
LA DE'FENSE DES PARTIES LES PLUS ES-
SƐNTIEL ES A L'HOMME ET A L'ETAT. Ce
Libelle m'a paru folidement réfuté par
M. Daran, & je n'ai rien trouvé dans fa
Réponfe qui puiffe en empêcher l'im-
preffion. A Paris ce 27. Avril 1750.

MORAND, Cenfeur Royal.

Vu l'Approbation , permis d'imprimer , à la charge d'enregiſtrement à la
Chambre Syndicale , ce 12. Mai 1750.

BERRYER.

*Regiſtré ſur le Livre de la Communauté
des Libraires & Imprimeurs de Paris, N°.
3391. conformément aux Réglemens, & notamment à l'Arrêt du Conſeil du 10. Juillet
1745. à Paris le 12. Mai 1750.*

LE GRAS, Syndic.

SUPPLEMENT.

Fautes d'Impreſſion & Errata dans le préſent Livre.

PAge 52. *lig.* 26. Quant aux autres palliatives, &c. *liſez* Quant aux Cures palliatives, &c.

Page 56. *ligne* 3. L'Auteur s'égaye dans la cinquiéme objection ſur ce que je donne pour la troiſiéme de la difficulté d'uriner, &c. *liſez* l'Auteur s'égaye dans la cinquiéme objection ſur ce que je donne pour la troiſiéme cauſe de la difficulté d'uriner, &c.

Page 66. *ligne* 6. BAGIEU, Chirurgien de S. Côme, & Major des Gendarmes de la Garde du Roi, *liſez* BAGIEU, Maitre en Chirurgie de Paris, & Chirurgien Major des Gendarmes de la Garde du Roi.

Page 67. *ligne* 6. CASTAIGNET, Maitre en Chirurgie, Conſeiller du Roi, Inſpecteur des Boiſſons, ancien Chirurgien de Sa Majeſté en ſon Artillerie, *liſez* D'ALBON, Maitre en Chirurgie, Conſeiller du Roi, Inſpecteur des Boiſſons, ancien Chirurgien de Sa Majeſté en ſon Artillerie.

Page 68. *ligne* 4. FOUBERT, Maitre en Chirurgie, Chirurgien ordinaire du Roi en ſa Cour de Parlement, ancien Chirurgien de l'Hôpital de la Charité, *liſez* FOUBERT, Maitre en Chirurgie, Chirurgien ordinaire du Roi en ſa Cour de Parlement, & ancien Chirurgien de l'Hôpital de la Charité, actuellement Lieutenant du premier Chirurgien, en ſurvivance.

Même page, Article dernier. MALAVAL, Maître en Chirurgie à Paris, & ordinaire du Roi en ſa Cour de Parlement, *liſez* MALAVAL, Maître en Chirurgie à Paris, & ordinaire du Roi en ſa Cour de Parlement, actuellement Lieutenant du premier Chirurgien.

Page 72. Article premier. PICHAUT DE LA MARTINIERE, Ecuyer, Conſeiller, premier Chirurgien du Roi, Chevalier de l'Ordre de S. Michel.

Même page, Article deux. GERVAIS, Maître en Chirurgie à Paris, Démonſtrateur Royal en Chirurgie, *liſez* GERVAIS, Maître en Chirurgie à Paris, Démonſtrateur Royal en Chirurgie, actuellement Prevôt de la Compagnie.

Même page, Article dernier. BOURGEOIS, Maître en Chirurgie de Paris, Chirurgien du Roi par quartier, *liſez* BOURGEOIS, Maître en Chirurgie de Paris.

TABLE DES MATIÈRES

Poitiers. — Imp. Blais et Roy, 7, rue Victor-Hugo.